Laura Riehl

Die Entwicklung einer handballspezifischen Testbatterie

Laura Riehl

Die Entwicklung einer handballspezifischen Testbatterie

zur Überprüfung von Sprunggelenksinstabilitäten

Lehrbuchverlag

Imprint
Any brand names and product names mentioned in this book are subject to trademark, brand or patent protection and are trademarks or registered trademarks of their respective holders. The use of brand names, product names, common names, trade names, product descriptions etc. even without a particular marking in this work is in no way to be construed to mean that such names may be regarded as unrestricted in respect of trademark and brand protection legislation and could thus be used by anyone.

Cover image: www.ingimage.com

Publisher:
Der Lehrbuchverlag
is a trademark of
International Book Market Service Ltd., member of OmniScriptum Publishing Group
17 Meldrum Street, Beau Bassin 71504, Mauritius

Printed at: see last page
ISBN: 978-620-2-49070-2

I Inhaltsverzeichnis

II Zusammenfassung

Titel: Die Entwicklung einer handballspezifischen Testbatterie zur Überprüfung von Sprunggelenksinstabilitäten.

Hintergrund: Die folgende Bachelorarbeit beschäftigt sich mit der Entwicklung einer handballspezifischen Testbatterie zur Überprüfung von Sprunggelenksinstabilitäten. Grundlage hierfür ist die Tatsache, dass sich die Testung von Sprunggelenken standardgemäß auf passive Tests und qualitative Fragebögen bezieht. Es gibt nur wenige aktive Assessments zur Stabilitätsprüfung in der Fachliteratur. Besonders die Spezifizierung auf die Ballsportart Handball ist wenig erforscht. Hierbei bedeutend ist die Tatsache, dass im Vereinssport Handball mit 15,2 % auf Platz zwei der Unfallsportarten und das Sprunggelenk mit 26,6 % als häufigste verletzte Körperregion steht (vgl. Rebholz, 2010). Die Forschungsfrage lautet, ob eine handballspezifische Testbatterie zur Überprüfung von Sprunggelenksinstabilitäten durchführbar ist.

Methode: Um die Forschungsfrage zu beantworten wird die entwickelte Testbatterie anhand von zwei Probandinnen aus dem aktiven Handballsport auf ihre Durchführbarkeit geprüft.

Ergebnis: Die Assessments der Testbatterie erweisen sich als durchführbar, einfach gehalten und anwendbar, sodass sie für den alltäglichen Gebrauch im Handballtraining Anwendung finden können.

Schlussfolgerung: Auf dieser Grundlage entsteht nun ein möglicher weiterer Vorgang, die Testbatterie an weiteren Probanden durchzuführen, um so weitere Ergebnisse zu erhalten, sodass Bewertungen bezüglich gutem und schlechtem

Abschneiden erfolgen können. Dadurch wird der erste Schritt in Richtung Primärprävention für mögliche Sprunggelenksverletzungen im Handball eingeleitet.

Schlagwörter: Entwicklung, handballspezifisch, Testbatterie, Sprunggelenksinstabilitäten, Assessments, Handball, Sprunggelenk, Durchführbarkeit. Primärprävention

III Abstract

Title: The development of a handballspecific test battery for checking ankle joint instabilities.

Background: The following bachelor thesis deals with the development of a hand-specific test battery for the examination of ankle instabilities. The basis is the fact that the testing of ankle joints by default refers to passive tests and qualitative questionnaires. There are only a few active assessments for stability testing in the specialist literature. Specifically, the specification of the ball sport handball is less explored. Significant in this regard is the fact that in sports club handball, with 15.2%, is second placed in accident sports and the ankle with 26.6% is the most frequent injured body region (see Rebholz, 2010). The research question is whether a hand-specific test battery is feasible for testing ankle instabilities.

Method: In order to answer the research question, the developed test battery will be tested for feasibility on the basis of two active handball athletes.

Result: The test battery's assessments are provable, simple, and applicable, making them useful for everyday handball practice.

Conclusion: On this basis, there is now a possible further process to carry out the test battery on further subjects in order to obtain further results, so that evaluations regarding positive and negative results can be made. This will be the first step towards primary prevention for possible ankle injuries in handball.

Key words: development, handball specific, test battery, ankle instabilities, assessments, handball, ankle, feasibility,primary prevention

IV Abkürzungsverzeichnis

DhfK Deutsche Hochschule für Körperkultur

LVZ Leipziger Volkszeitung

Lig. Ligamentun

Ligg. Ligamenta

M. Musculus

Art. Articulatio

V Abbildungsverzeichnis

1 Einleitung

Glück im Unglück, aber trotzdem eine Zwangspause: DHfK-Rückraumspieler (Deutsche Hochschule für Körperkultur) Philipp Weber hat sich beim Spiel am Donnerstag in Wetzlar eine Sprunggelenksdehnung zugezogen (Roth,2017). Dieser Einstieg in den Artikel der LVZ (Leipziger Vokszeitung) vom 29.09.2017 berichtet über die Verletzung eines deutschen Handball-Nationalspielers. Und er bleibt damit nicht der Einzige. Der Fuß muss das gesamte Körpergewicht in den verschiedensten Positionen, Belastungen und Bewegungen tragen. Die funktionelle Einheit des Sprunggelenks besteht aus einer kräftigen knöchernen Komponente, stabilisierenden und stützenden Bändern. Jeder dieser Muskeln zieht den Fuß in eine Bewegungsrichtung und fungiert zusätzlich als Aufrechterhaltung des Gleichgewichts. Eine chronische Sprunggelenksinstabilität wird durch wiederholte Traumen, wie eine Sprunggelenksdistorsion, entwickelt. Instabilität bedeutet also, dass trotz Heilung die Bänder zu wenig straff sind und dass die passiven Gelenkstabilisatoren versagen (vgl. Dr. med. Müller).

Hübscher (2012) sagt: „Distorsionen des Sprunggelenks mit Verletzungen der lateralen Bandstrukturen zählen zu den häufigsten und komplikationsreichsten Sportverletzungen.“ Mit 10% - 30% stellen Supinationstraumen den größten Anteil der Sportverletzungen dar (vgl. Brooks et al., 1981). Etwa 85 Prozent der Sprunggelenksverletzungen sind Verletzungen, bei denen sich die Fußsohle nach innen dreht und die Außenbänder des Sprunggelenks verletzt werden. Verletzungen der Innenbänder sind weitaus seltener, da diese Bandstrukturen wesentlich kräftiger sind (vgl. BSNmedical,2018). Diese Verletzungen treten gehäuft in Spiel- und Orientierungssportarten auf. Aus 20-40% akuter Sprunggelenksdistorsionen kann sich eine Chronifizierung entwickeln (vgl. Brooks et al., 1981).

Der aktuelle Forschungsstand verdeutlicht, dass sowohl primär-, als auch sekundär- präventive Maßnahmen Sprunggelenksverletzungen und die einhergehende mögliche chronifizierte Instabilität vorbeugen könnten. Hierbei ist die Verdeutlichung der möglichen Probleme bei einzelnen Spielern, also die Testung der aktiven und passiven Strukturen bei Handballern nicht genügend erforscht. Instabilitäten bringen viele negative Faktoren mit sich. Recherchen zeigen, dass die Überprüfung von Sprunggelenksinstabilitäten qualitativ durch Fragebögen, radiologischer oder passiv durchgeführter Instabilitätstests erfolgen. Gerade die Spezifizierung auf die Ballsportart Handball ist, wie oben bereits genannt, wenig erforscht. An dieser Stelle findet man hauptsächlich Stabilitätstests zur Überprüfung des Schultergelenks. Insbesondere wird diese Forschungslücke in den Leitlinien zur frischen Außenbandruptur im oberen Sprunggelenk sichtbar (vgl. Rammelt, Richter, Walther, 2017). Hierbei werden Stabilitätstests aufgeführt, die sich lediglich auf passiv manuelle Tests, wie den Schubladentest und die laterale Aufklappbarkeit des Gelenks, beziehen. Eine Leitlinie für Sprunggelenksinstabilitäten ist derzeit nicht vorhanden. Im Artikel von Hübscher (2012) wird gesagt: „Im Rahmen der primären Prävention und Rezidivprophylaxe betonen deshalb zahlreiche Autoren die Notwendigkeit sensomotorischer Trainingsprogramme.“ Dadurch wird das Risiko von Instabilitäten minimiert. Propriozeption oder auch Tiefensensibilität liefert mit Hilfe von verschiedenen Rezeptoren Informationen über Position und die Bewegung des Körpers an das Gehirn. Dieses propriozeptive Training und die damit verbundene Verbesserung der Stabilität der Sprunggelenke in Start-Stopp-Sportarten wird deutlich zu wenig in die Trainingsinhalte mit eingebunden.

Die Testbatterie soll nun Trainern, die häufig keine Unterstützung von Physiotherapeuten in ihren Mannschaften haben, helfen, die Stabilität der Sprunggelenke ihrer Spieler zu überprüfen, um darauf ihr Training aufzubauen und Präventivmaßnahmen zu ergreifen. Ziel dieser Arbeit ist es, eine standardisierte Testbatterie zu entwickeln, die sich an Situationen im Handball anpasst. Somit soll mit diesen Tests die Stabilität der Sprunggelenke überprüft werden können. Es soll dazu führen, dass - wie oben genannt - präventiv in den Handballvereinen Sprunggelenksverletzungen minimiert werden und den Spielern Schmerzen, Bewegungseinschränkungen bzw. chronische Pathologien und Zwangspausen zu ersparen. Trainern und Betreuern soll somit ermöglicht werden, die Stabilität der Sprunggelenke ihrer Spieler zu überprüfen. Auf Grund dieser Basis sollen die Tests anhand von Handballerinnen entwickelt und auf ihre Durchführbarkeit getestetwerden. Zusätzlich wird der Forschungslücke zur handballspezifischen Untersuchung mit Hilfe der Testbatterie Inhalt gegeben. Somit stellt sich die Frage, ob man durch eine handballspezifische Testbatterie die Stabilität von Sprunggelenken überprüfen kann, um so präventiv gegen diese Pathologien im Handballsport vorgehen zu können.

Demnach lautet die Forschungsfrage, ob und wie diese Testbatterie durchführbar gestaltet werden kann. Die Forschungshypothese besagt: Dadurch, dass die Tests verständlich, handballspezifisch und einfach gehalten werden sollen, ist diese Testbatterie für den alltäglichen Gebrauch in den Handballmannschaften geeignet.

2 Theoretischer Hintergrund

Bei Sportarten, wie Handball, führt eine Verletzung der Sprunggelenke zu einer Zwangspause. Leidinger et al. (1990) fanden heraus, dass 83,5 % der Handballverletzungen zu einer Zwangspause führten, was demnach eine Schwächung für das Team bedeutete. Die durchschnittliche Pause des Spielers liegt bei sieben Wochen (Rebholz, 2010). Durch rezidivierende Sprunggelenksverletzungen kommt es hierbei am häufigsten zu chronischen Instabilitäten. In dem Artikel von Hübscher (2012) wird verdeutlicht, „dass sowohl Balancetraining als auch Multiinterventionsprogramme effektiv sind, um Sprunggelenksverletzungen zu vermeiden", denn es „konnte in aktuellen systematischen Reviews eine Reduktion des Rezidivrisikos von 60-85 % aufgezeigt werden". Die Bedeutung dieser Ergebnisse ergibt sich vor dem Hintergrund, dass frühere Verletzungen, neben demografischen Faktoren und Ermüdungszuständen, ein erhebliches Risikopotential für das Auftreten von Sprunggelenksdistorsionen darstellen. Im Vereinssport steht Handball mit 15,2 % auf Platz zwei der Unfallsportarten (vgl. Rebholz, 2010). Die hierbei am häufigsten verletzte Körperregion mit 26,6 % ist das Sprunggelenk (vgl. Rebholz, 2010). Die vielen Druck-, Schub-, Scher- und Rotationskräfte stellen in einigen Bewegungsabläufen im Handball eine zu hohe Beanspruchung dar, sodass bereits eine minimale Abweichung der Bewegung zu einem Trauma führen kann (Rebholz, 2010).

Instabilitäten bringen zahlreiche negative Faktoren mit sich. Häufig auftretender Schmerz in Ruhe und in Belastung, Funktionseinschränkungen, Veränderung der Biomechanik der Fußgelenke und die Störung der Sensomotorik sind Symptome, die hervorgerufen werden können. Schmerzen und Funktionseinschränkungen beeinflussen das Leben im Alltag und im Sport immer negativ. Die verminderte Sensomotorik kann dafür sorgen, dass schon bei einfachsten Untergrundwechseln z.B. auf dem Gehweg eine erneute Distorsion auftritt. Dies ist darauf zurückzuführen, dass die Gelenkrezeptoren des Fußes, die für die Sensomotorik verantwortlich sind, Fehlinformationen oder aber zu wenig Informationen an das Gehirn bezüglich der Stellung des Fußes im Raum und Veränderung der Untergrundfläche weiterleiten.

Die verletzten Handballspieler sind für einige Wochen nicht einsetzbar, haben starke Schmerzen und Einschränkungen. Zudem besteht eine deutliche Neigung hinsichtlich eines Rezidivs. Das bedeutet für den Trainer, dass er seinen Spieler nicht einsetzen kann und mehrere Wochen auf dieses Teammitglied verzichten muss. Somit ist es wichtig, diese Traumata mit Hilfe präventiver Maßnahmen zu verringern. Im Artikel von Hübscher (2012) wird gesagt: „Im Rahmen der primären Prävention und Rezidivprophylaxe betonen deshalb zahlreiche Autoren die Notwendigkeit sensomotorischer Trainingsprogramme." Dadurch wird das Risiko von Instabilitäten minimiert. Propriozeption oder auch Tiefensensibilität liefert mit Hilfe von verschiedenen Rezeptoren Informationen über Position und die Bewegung des Körpers an das Gehirn. Dieses propriozeptive Training und die damit verbundene Verbesserung der Stabilität der Sprunggelenke in Start-Stopp-Sportarten wird deutlich zu wenig in die Trainingsinhalte mit eingebunden.

Die meisten Inversionstraumata entstehen durch unkoordiniertes Landen nach einem Sprung oder aber durch einen externen Reiz, wie ein Kontakt durch den Gegner, wodurch der sensomotorische Input des Fußes nicht allein ein zu generierender Reiz ist, sondern auch der taktile Reiz durch den Gegenspieler hinzukommt. In diesen Fällen wird der Inversionsumfang subjektiv geringer empfunden, als er tatsächlich ist, womit auch die muskuläre Unterstützung inadäquat gegenüber der eigentlichen Fußposition wird (Robbins, 1998). Darüber hinaus liegt die Konzentration des Spielers beim Handball augenmerklich auf dem Wurf und weniger auf der Landung. Das anschließende Nachlassen der Konzentration und die damit einhergehende verschleierte Koordinationsfähigkeit, führt zu einer mangelnden Kontrolle beim Landen, die so Sprunggelenksdistorsionen auslösen kann (vgl. van Husen, 2005). Aus diesem Grund muss die Sensomotorik mit Hilfe von propriozeptivem Training bei instabilen Sprunggelenken verbessert werden, was durch den Trainer in den Trainingsinhalt mit aufgenommen werden muss.

Auf Grund all dieser genannten Punkte bedeutet diese entwickelte Testbatterie, dass primärpräventiv in der Sportpraxis im Handball gegen Sprunggelenksverletzungen und dessen Rezidivvorkommen gewirkt werden soll. Zusätzlich wird das propriozeptive Training einen höheren Stellenwert in den Inhalten einer handballspezifischen Einheit erhalten, um die Gelenkrezeptoren der einzelnen Spieler und dessen Verbesserungen der Koordination der Sprunggelenke zu aktivieren und optimieren.

2.1 Anatomie Sprunggelenk

In der menschlichen Anatomie definiert sich das Sprunggelenk dort, wo sich die Unterschenkelknochen Tibia und Fibula mit dem Fußknochen treffen (Fong et al., 2009). Das Sprunggelenk besteht aus zwei Teilgelenken. Das Articulatio (Art.) talocruralis, das obere Sprunggelenk, wird gebildet aus dem Talus und den unteren Gelenkflächen von Tibia und Fibula (vgl. Zalpour, 2002). Es ist nach seiner Form ein Sattelgelenk, funktionell betrachtet jedoch als Scharniergelenk definiert (vgl. Ebelt-Paprotny & Preis, 2012). Die Facies articularis distalis tibiae und die Facies articularis malleolaris bilden die konkave, die Trochlea tali die konvexe Gelenkfläche (vgl. Zalpour, 2002). Während der Dorsalextension des Fußes ist das Gelenk aufgrund seiner Gelenkpartner passiv stabilisiert, wohingegen in der Plantarflexion das obere Sprunggelenk eher instabil ist. Zusätzlich wird das Gelenk durch die Ligamenta

(Ligg.) collaterale laterale (Ligamentum (Lig.) talofibulare anterius, Lig. calcaneofibulare und Lig. talofibulare posterius), die vier Ligg. collaterale mediale und dem Lig. deltoideum, unterstützt (vgl. Zalpour, 2002).
Das obere Sprunggelenk kann eine Plantarflexion von 50° und eine Dorsalextension von 30° durchführen. (Zalpour, 2002). Die Plantarflexion beschreibt die Bewegung des Vorfußes weg von der Tibia, die Dorsalextension beschreibt die Bewegung des Vorfußes hin zur Tibia - beide Bewegungsrichtungen geschehen in der Sagittalebene (Grünewald, 2014).

Das untere Sprunggelenk wird aus dem Calcaneus und dem oben aufliegenden Talus mit dem Os naviculare gebildet, spezifisch betrachtet aus dem vorderen Gelenk, das Art. talocalcaneonavicularis und dem hinteren Gelenk, dem Art. subtalaris (vgl. Zalpour, 2002). Das Art. subtalaris wird aus der konkaven Facies articularis calcanea posterior am Talus und der konvexen Fläche der Facies articularis talaris posterior des Calcaneus gebildet. Das Art. talocalcaneonavicularis setzt sich aus der Facies articularis talaris anterior des Calcaneus (bikonkave Gelenkfläche) und der Facies articularis navicularis (bikonvexe Gelenkfläche) zusammen. Dieser Teil wird auch die Pars talocalcanearis des unteren Sprunggelenks genannt. Sie wird, wie das Art. subtalaris, durch vier Ligamenta passiv stabilisiert (Lig. talocalcaneum laterale, Lig. talocalcaneum posterius, Lig. collaterale mediale und Lig. collaterale laterale). Die Pars talonavicularis wird aus der bikonkaven Gelenkfläche der Facies articularis talaris des Os naviculare und der bikonvexen Gelenkfläche der Facies articularis navicularis des Talus gebildet (vgl. Zalpour, 2002). Die passive Stabilität ist durch das Lig. calcaneonaviculare und das Lig. talonaviculare gegeben (vgl. Zalpour, 2002). Das untere Sprunggelenk kann sich in jeweils 25° Supination und Pronation bewegen. (vgl. Zalpour, 2012). Gekoppelte Bewegungen im unteren und oberen Sprunggelenk sind die Inversion (Kombinationsbewegung aus Plantarflexion, Adduktion und

Supination) und die Eversion (Kombinationsbewegung aus Dorsalextension, Abduktion und Pronation) (Ebelt-Paprotny & Preis, 2012). Die Inversion geschieht in der Frontalebene und beschreibt die Bewegung der plantaren Fläche als Drehung des Fußes zur Mittellinie des Körpers hin, die Eversion, ebenfalls in der Frontalebene, dreht den Fuß von der Mittellinie weg (Grünwald, 2014).

2.2 Kapsel-Band-Apparat

Der Kapsel-Band-Apparat des Sprunggelenks beinhaltet mehrere Strukturen. Wie bereits in Punkt 2.1 Anatomie Sprunggelenk erwähnt, wird die Stabilität durch passive und aktive Strukturen gesichert. Die Gelenkkapsel zieht vom medialen und lateralen Rand der Malleolen zum Talus und ist seitlich stramm, sowie dorsal und ventral schlaff gespannt (Podzielny, 1999). Laut Weineck (1994) ist das Ligamentum calcaneonaviculare plantare das wichtigste Band im Bereich des unteren Sprunggelenks. Es schließt die Lücke zwischen den Gelenkflächen von Talus und Calcaneus und verhindert so das Auseinandergleiten dieser Knochen (Podzielny, 1999).
Der mediale Bandapparat des Sprunggelenks ist in zwei Schichten unterteilt (Podzielny, 1999). Oberflächlich liegt das Retinaculum musculorum flexorum. Es zieht von der Außenkante des malleolus medialis zum medialen Rand des Tuber calcanei (vgl. Podzielny, 1999). Die tiefe Schicht beinhaltet das Ligamentum tibiotalara anterius und das Ligamentum tibiotalalare posterius. (Podzielny, 1999) Das wichtigste Kollateralband ist das Ligamentum deltoideum, welches medial am malleolus seinen Ursprung hatund fächerartig zum Talus, Calcaneus und Os naviculare zieht (vgl. Podzielny, 1999). Es sichert das Sprunggelenk während der Pronation (Podzielny, 1999).

Auf der Außenseite des Sprunggelenks befindet sich das laterale Bandsystem: das Ligamentum talofibulare anterius, Ligamentum calcaneofibulare und das

Ligamentum talofibulare posterius (Podzielny, 1999). Diese drei Bänder geben dem Sprunggelenk die laterale Stabilität (vgl. Zalpour, 2002). Das Ligamentum talofibulare anterius gilt als Hauptstabilisator des oberen Sprunggelenks und wird als verstärkender Zügel der Gelenkkapsel angesehen (Podzielny, 1999). Es verläuft von der Fibula nach ventral- distal-medial zum Collum tali (Zalpour,2002). Das Ligamentum calcaneofibulare zieht von der Fibula nach dorsodistal zum Calcaneus (Zalpour, 2002). Es ist für den festen Zusammenhalt zwischen Fibula und Calcaneus verantwortlich und wird vor allem bei maximaler Inversion gespannt (Podzielny, 1999).

Die Gruppe der Syndesmosis tibiofibularis unterstützt die medialen und lateralen Kollateralbänder zur Stabilisierung des Sprunggelenks (vgl. Podzielny, 1999). Tibia und Fibula werden flächenhaft durch die Membrana interossea cruris und distal durch die Syndesmosis tibiofibularis federnd fixiert (Podzielny, 1999). Das Ligamentum tibiofibulare anterius und posterius verlaufen von medial der ventralen beziehungsweise dorsalen Seite der Tibia nach lateral zur distalen Fläche der Fibula (Podzielny, 1999). Während der Dorsalextension wird durch das Zusammenspiel von Syndesmose und Fibula das Sprunggelenk maximal stabilisiert (Podzielny, 1999).

Die langen Fußmuskeln, verlaufend an allen Seiten des Fußes, haben neben ihrer allgemeinen Bewegungsfunktion eine stabilisierende Wirkung auf die Sprunggelenke (Zalpour, 2012). Zusätzlich haben die Unterschenkelmuskeln die Aufgabe, das Gleichgewicht im Stand zu gewährleisten, besonders, wenn sich der Körperschwerpunkt außerhalb der Unterstützungsfläche befindet (Ebelt-Paroptny & Preis, 2012). Nach Ebelt-Paroptny & Preis (2012) sind die Fußmuskeln in drei Gruppen zu unterteilen. Zu der vorderen Muskelgruppe zählt der Musculus (M.) tibialis anterior, der M. extensor digitorum longus und der M. extensor hallucis longus, die für die Dorsalextension verantwortlich sind. Der M. peroneus longus und der M. peroneus brevis für die Pronation und Plantarflexion zählen zu der seitlichen Muskelgruppe. Zuletzt gehören zu der hinteren Muskelgruppe der M. gastrocnemius, der M. soleus, der M. tibialis posterior, der M. flexor hallucis longus und der M. flexor digitorum longus. Diese Muskelgruppe ist zuständig für die Plantarflexion und die Supination.

2.3 Propriozeption

Der Begriff "proprioception" stammt von dem britischen Neurophysiologen und Nobelpreisträger Sir C. S. Sherrington (1859 – 1952) (Lephart, Riemann & Fu, 2000).

Mittlerweile wird Propriozeption mit "Eigenempfindung" übersetzt und setzt sich aus den Wortstämmen "Rezeption" für "Empfindung" und dem lateinischen Wort "proprius", was soviel wie "ausschließlich/eigen" bedeutet, zusammen (Loosch, 1999).

„Die Propriozeption ist die Eigenwahrnehmung bzw. -empfindung eines Organs oder des Körpers, sie ermöglicht unter anderem die Lagekontrolle des Körpers im Raum." (Zalpour, 2002). Es werden Informationen über Positionen und Bewegungen des Körpers geliefert. Man unterscheidet allgemein drei Sinnesqualitäten: Den Stellungssinn, welcher Informationen über die Stellung der Gelenke im Raum liefert, den Bewegungssinn, der die Geschwindigkeit und die Richtung einer Stellungsänderung registriert und den Kraftsinn, wichtig für die Lieferung von Informationen über die eingesetzte Kraft (vgl. Silbernagl et al., 2017). Diese Informationen aus den Sensoren unseres Bewegungsapparates sind wesentlich beteiligt an der Körperhaltung und der Steuerung der Bewegungen. Zantop (2003, S.500) definiert die Propriozeption zusätzlich als „die sensorische Quelle für Informationen, die die neuromuskuläre Kontrolle eines Gelenks ermöglicht", was bedeutet, dass die Voraktivierung der betroffenen Strukturen bereits gegeben ist, bevor die primär aktiven

Stabilisatoren angesteuert werden um das Gelenk zu schützen.

Das propriozeptive System wird genau genommen dafür verwendet, auf afferente Informationen zu verweisen, die durch die Propriozeptoren in der Peripherie wahrgenommen werden (Lephart et al., 2000). Laut Gruber (2001, S. 14) beschreibt Propriozeption „demnach nur die Prozesse des afferenten Zweigs des sensomotorischen Systems“. Sensomotorik wurde von den Teilnehmern der Stiftung für Sportmedizinische Bildung und Forschung zur Beschreibung der sensorischen, vestibulären, motorischen und zentralen Integration zur Aufrechterhaltung der Gelenkhomöostase definiert (vgl. Lephart, 2000). Das sensomotorische System setzt sich aus taktilen, propriozeptiven, vestibulären und visuellen Afferenzen zusammen, aus dessen Verbindungen die efferente Antwort, die Bewegungsausführung, entsteht (vgl. Rebholz, 2010). Es nimmt somit für die funktionelle Gelenkstabilisierung eine zentrale Rolle ein (Riemann & Lephart, 2002b). Durch die sensorische Rückmeldung werden motorische Abläufe gesteuert und verändert, wie es Gisler-Hofmann (2008) beschrieb. Neben den passiven Strukturen (unter anderem Bänder und Gelenkkapsel) übernimmt die Muskulatur als wichtiger Teil des aktiven Elements eben diese Rolle der Gelenkstabilisierung (vgl. Riemann & Lephart, 2002a). Mit Hilfe der neuromuskulären Aktivierung und Tonusregulierung der gelenkumgreifenden Muskulatur, der Kokontraktion durch die Koordination von Agonist und Antagonist und der zusätzlichen reflektorischen Aktivierung der Gelenkmuskulatur wird die Gelenkstiffness deutlich gesteigert (Riemann & Lephart, 2002b). Demnach ist ein intaktes sensomotorisches System unerlässlich für ein optimales Wirken dieser Mechanismen (Riemann & Lephart, 2002a, 2002b).

2.4 Häufige Sprunggelenksverletzungen

In den westlichen Ländern ereignet sich täglich etwa eine Sprunggelenksverletzung pro 10.000 Einwohner (Brooks et al.,1981). In Deutschland entspricht dies etwa 8000 Sprunggelenksverletzungen pro Tag (Rosenbaum et. al., 1999). 85 % dieser Verletzungen betreffen den Kapsel-Band-Apparat (Garrick, 1977). Obwohl sich diese Traumata durchaus auch im Alltag zeigen können, wird in dieser Arbeit das Augenmerk auf die sportlichen Verletzungen des Sprunggelenks gelegt. Berufen auf die Studie von Suhr, Mückley, Hofmann und Spahn (2012) erlitten 37 % der befragten Patienten ihr Supinationstrauma während der sportlichen Aktivität, wohingegen nur 24 % der Patienten in Alltagssituationen eine Distorsion erlitten. Das Supinationstrauma, oder auch Inversionstrauma, stellt die häufigste Ursache für eine Sprunggelenksinstabilität dar (Zenner, Bettendorff & Fries, 2015). Es entsteht durch eine starke Inversion des Sprunggelenks in Kombination mit einer Plantarflexion, währenddessen der Körperschwerpunkt über den Knöchel hinausläuft (vgl. DiGiovanni, Partal & Baumhauer, 2004). Pathologien dieser Art gehen bei Nichtbehandlung oder nicht sachgerechtem Einhalten der ärztlichen Vorgaben mit einer medialen und/oder lateralen Instabilität einher. Zusätzlich kann eine mechanische Störung aufgrund von Bandläsionen oder aber funktionelle Störungen aufgrund einer verschlechterten neuromuskulären Ansteuerung auftreten. Diese Störungen führen zu erneuten Verletzungen im Bereich der Sprunggelenke. Somit chronifizieren sich akute Pathologien zu einer Instabilität.

Wie zuvor bereits angesprochen, ist eine weitere Verletzung des Sprunggelenks die Distorsion. Sie untergliedert sich in drei Grade. Grad eins beinhaltet die Überdehnung der Bänder ohne Instabilität, Grad zwei die Starke Überdehnung und den partiellen Riss eines oder mehrerer Bänder und Grad drei die vollständige Läsion eines oder mehrerer Bänder (vgl. BSNmedical, 2018). Eine weitere mögliche Verletzung des Sprunggelenks ist die Fraktur. Ein Sprunggelenksbruch ist ein Bruch des Innen- und/oder Außenknöchels, wobei der äußere Knöchel häufiger betroffen ist (vgl. Aschenbrenner & Biberthaler, 2018). Auslöser für diese Verletzung kann das Laufen auf unebenem Grund sein, wie auch ein abrupter Richtungswechsel oder ein unsachgemäßes Aufkommen nach einem Sprung (Aschenbrenner & Biberthaler, 2018). Eine Sprunggelenksfraktur wird nach Weber in drei Formen klassifiziert. Eine Weber A-Fraktur ist der Bruch des Außenknöchels unterhalb der Syndesmose. Die Weber B-Fraktur ist gekennzeichnet durch eine Außenknöchelfraktur auf Höhe der Syndesmose, wobei die Syndesmose möglicherweise mitbetroffen sein kann. Bei der dritten Form, der Weber C-Fraktur, handelt es sich um eine Außenknöchelfraktur oberhalb der Syndesmose mit deren Beteiligung (vgl. Aschenbrenner & Biberthaler, 2018). Die Syndesmose kann in seltenen Fällen auch isoliert reißen. Grim und Engelhardt (o.E.) definieren, dass „ein kompletter Riss der Syndesmose zum Auseinanderweichen der Sprunggelenksgabel führt". Dieser Riss kann jedoch leicht übersehen beziehungsweise als Sprunggelenksdistorsion fehldiagnostiziert angegeben werden (vgl. Grim & Engelhardt, o.E.).

Zusätzlich zu den bereits genannten Verletzungen, kann es auch zu einer Verletzung im Bereich der Achillessehne kommen. Die Achillessehnenruptur ist ein Riss, bei in der Regel geringer Krafteinwirkung durch häufig vorhergegangene degenerative Vorschäden, und selten durch direkte, scharfe Gewalteinwirkung die Sehne rupturiert (vgl. Ebelt-Paprotny & Preis, 2012). Diese Verletzung muss in jedem Fall operativ versorgt werden und sorgt für einen monatelangen Ausfall des betroffenen Sportlers.

Eine eher selten vorkommende Form der Sprunggelenksverletzung ist die Luxation des oberen Sprunggelenks. Eine Luxation oder Dislokation ist die vollständige Auskugelung eines Gelenks, sodass die Verbindung der

Gelenkpartner gestört ist (vgl. Zalpour, 2002). Diese geschieht durch eine direkte oder indirekte Gewalteinwirkung bei fixiertem Fuß oder Unterschenkel (vgl. Schenk, 2017). Dabei luxiert der Talus entweder nach vorn, hinten, innen oder außen, immer kombiniert mit Bandläsionen (Schenk, 2017).

Eine häufig auftretende Komplikation ist die chronische Instabilität des Kapsel-Band- Apparates nach einer Verletzung dieser Art (vgl. Schenk, 2017).

Festzuhalten ist, dass durch jede Sprunggelenksverletzung mit Folge einer chronischen Instabilität - neben den zu erwartenden Funktionseinschränkungen - eine frühzeitige Arthrose gefördert wird (Grim & Engelhardt, o.E.). Arthrose ist eine Verschleißerkrankung, die sowohl posttraumatisch, als auch degenerativ, häufig nach Außenbandruptur und Sprunggelenksfrakturen, auftritt (vgl. Ebelt-Paprotny & Preis, 2012). Es entstehen schmerzhafte Bewegungseinschränkungen in alle vier Bewegungsrichtungen, sodass eine Knorpelglättung, bis hin zu einer Arthrodese im Sprunggelenk, vollzogen werden muss (vgl. Ebelt-Paprotny & Preis, 2012).

2.5 Sportart Handball

Der Berliner Sportlehrer Carl Schelenz war 1920 der erste Mann, der Handball als eine Großfeldspielsportart in Deutschland und Zentraleuropa propagierte (o.A., 2018). Bereits 16 Jahre später wurde Feldhandball erstmals olympisch (o.A., 2018). Feldhandball wurde auf einem Fußballfeld ausgeübt, gespielt wurde mit zwei Mannschaften, die jeweils 13 Spieler zur Verfügung stellten. In den darauffolgenden Jahren nahm das Interesse des Feldhandballs ab, im Gegenzug gewann Hallenhandball an Attraktivität, sodass 1972 die neue Form des Handballs in das olympische Programm aufgenommen wurde (o.A., 2018). Ziel des Spiels ist es, den Ball in das gegnerische Tor zu werfen (van Husen, M., 2005). Durchgeführt wird ein Spiel in einer Halle mit den Maßen 40 Meter Länge mal 20 Meter Breite, jede Mannschaft stellt jeweils einen Torwart und sechs Feldspieler. Somit gehört Hallenhandball zu den Mannschaftssportarten oder auch Spielsportarten. Ein einfaches Ligaspiel dauert im Seniorenbereich 60 Minuten, aufgeteilt in zwei Halbzeiten á 30 Minuten mit einer 15-minütigen Pause. Die Feldspieler dürfen den abgegrenzten Raum für den Torwart nicht betreten. Eine gestrichelte Linie bei neun Metern begrenzt den Bereich, wo die Freiwürfe nach einem Foul zwischen sechs und neun Metern ausgeführt wird. Somit erklärt sich, dass sich das Spielgeschehen hauptsächlich auf den Bereich zwischen sechs und neun Metern begrenzt (van Husen, 2005). Jeder Feldspieler spielt sowohl im Angriff, als auch in der Abwehr. Spielsportarten allgemein zählen zu den gemischt-motorischen Sportarten, der Organismus wird hierbei auf vielfältige Weise beansprucht (vgl. Rost, 2001). Hierbei spielt die Kombinationsfähigkeit eine große Rolle. Der einzelne Spieler einer Mannschaft muss nach einer richtigen Analyse der Spielsituation seine Bewegungsfertigkeiten anpassen und seine taktischen Handlungen so wählen, dass eine zweckmäßig und ökonomische Entscheidung für die bestmögliche Spielfortsetzung getätigt werden kann (o.A., 2018).

Handball gilt nach Andrén-Sandberg (1997) aufgrund der Anzahl und Schwere der Verletzungen im Vergleich zu anderen Mannschaftssportarten als eine der „härtesten Sportarten“. Das Handballspiel gewann in den letzten Jahren deutlich an Schnelligkeit, Dynamik, Kraft und Athletik. Diese Entwicklung macht den Sport einerseits attraktiver, andererseits auch gefährlicher für den Sportler (vgl. Leidinger, Gast & Pförringer, 1990). Congia (2014) sagt: „Das schnelle, athletische Spiel stellt hohe Anforderungen an den Stütz- und Bewegungsapparat eines Handballers.“ Der häufige Zweikampf ist von vielen Richtungswechseln, abrupten Störungen und Abstoppbewegungen gezeichnet (o.A., 2018). Ein großer Risikofaktor für die Verletzungen der unteren Extremität im Handball stellen vor allem die enorme Anzahl an Sprunghandlungen, das plötzliche Abstoppen und die Drehbewegungen dar (van Husen, 2005). Der Körper wird dabei sowohl durch den Sprung, als auch bei der Landung belastet. Zusätzlich ist die hohe Verletzungsträchtigkeit aufgrund des oft harten Körperkontakts zu vermuten (vgl. van Husen, 2005). Nur mit viel Mühe und Kraft gelingt es den Spielern, den Ball im gegnerischen Tor zu platzieren. Beim Handball handelt es sich um eine Kontaktsportart, bei der die direkte Einwirkung des Gegners auf den Körper ein hohes Verletzungsrisiko birgt (vgl. Rebholz, 2010). Durch den nahezu durchgehenden Körperkontakt erhält der Spieler dauerhaft externe, taktile Reize, die es zusätzlich zu den Bewegungsaufträgen zu verarbeiten gilt. Dem Spieler werden gekoppelte Bewegungsabläufe abgefordert, sodass sie gleichzeitig den Überblick über das Spielfeld, die Kontrolle der Bewegung des Körpers und das richtige Passen zum Mitspieler durchführen müssen. Überschreitet die externe Krafteinwirkung die Mittel der gelenkstabilisierenden Muskulatur, tritt eine Verletzung auf (Gruber, 2007). Versagen die unbewussten Mechanismen zur sensorischen Rückmeldung auf Grund eines starken externen Reizes, als Beispiel ein harter Kontakt eines Gegenspielers, so treten im Handballsport häufig Verletzungen der unteren Extremität auf (vgl. Rebholz, 2010). Demnach vertritt Handball hinter Fußball den zweiten Platz der Unfallsportarten (Henke, 2003).

2.6 Mögliche Störfaktoren für Verletzungen

Der erste große Störfaktor ist, wie bereits erwähnt, der gegnerische Körperkontakt. Laut van Husen (2005) ist im Handball „aufgrund des starken Köperkontakts eine Verletzungsträchtigkeit zu vermuten“. Leidinger et al. (1990) sehen in 48 % der Verletzungen den Gegenspieler als maßgeblichen Unfallverursacher. Dadurch, dass nahezu jeder Spieler sowohl in der Abwehr, als auch im Angriff agieren muss, ist die körperliche Belastung des Einzelnen sehr hoch, was maßgeblich einen guten konditionellen Zustand voraussetzt. Zusätzlich dauert ein Spiel 60 Minuten, wodurch sowohl der physische, als auch der psychische Zustand bis an die äußere Grenze gereizt wird. Luig, Bloch,

Burkhardt, Klein und Kühn (2017) fanden heraus, dass „signifikant mehr Verletzungen in den letzten zehn Minuten jeder Halbzeit, insbesondere jedoch in den letzten zehn Spielminuten auftreten“. Der Ermüdungszustand der Spieler ist hierbei ein bedeutender Begleitparameter als Störfaktor für Verletzungen. Unphysiologische Bewegungsmuster entstehen aufgrund der neuromuskulären Ermüdungsprozesse, wodurch die Bewegungsqualität technisch anspruchsvoller Abläufe, wie die Landung, negativ beeinflusst wird (vgl. Luig et al., 2017). Gerade hinsichtlich der Landephase spielt die Ermüdung eine bedeutende Rolle (van Husen, 2005). Während derFlugphase entsteht durch die herabgesetzte Bewegungskontrolle und -qualität eine Supinationsstellung des Fußes kombiniert mit einer unkontrollierten Fußhaltung (vgl. van Husen, 2005). Daraus resultiert beim Vorfußaufsatz eine erhöhte Supinations- und Innenrotationsstellung, was zur Folge hat, dass der laterale Fußrand bei der Landung deutlich höher belastet wird (vgl. van Husen, 2005). Des Weiteren muss beachtet werden, dass die Wahrnehmungsleistung und -verarbeitung mit zunehmender Ermüdung nachlässt, sodass die Antizipationsfähigkeit bei zum Beispiel kritischen Spielsituationen mit einhergehendem Körperkontakt deutlich herabgesetzt ist (Luig et al., 2017).

Ein weiterer möglicher Störfaktor präsentiert sich im Schuhwerk. In einer Untersuchung von Gross & Bunch (1989) wurde herausgefunden, dass kein Material unterschiedlicher Härtegrade einen effektiven Beitrag zur Vorfußentlastung und die damit verbundene geringe Belastung der Sprunggelenke leistet. Im Vergleich dazu lässt sich der Rückfuß durch gut dämpfendes Material positiv unterstützen (van Husen, 2005).

Der Störfaktor Hallenboden ist schwierig zu beurteilen. Studien von Steele und Milburn (1988) untersuchten die Effekte verschiedener Sportböden beim Netball. Sie verweisen jedoch auch auf andere Studien, wo sich keine signifikanten Unterschiede hinsichtlich des Bodenbelags finden. Als Grund wird unter anderem angegeben, dass sich allgemein Spieler jeder Sportart bereits beim Aufwärmen an den Boden gewöhnen (van Husen, 2005). Handballspiele werden überwiegend in Sport- und Mehrzweckhallen durchgeführt. Mit einem Anteil von über 70 % ist Linoleum der meist gewählte Oberbelag (Forbo Flooring GmbH, o.E.). Das Linoleum ist ein strapazierfähiger, robuster und belastbarer Hallenboden, welches beste Werte bezüglich Rutschhemmung, Stoßfestigkeit, und Gleitverhalten vorweist (Forbo Flooring GmbH, o.E.).

Als letzter Punkt müssen die bereits vorangegangenen Verletzungen betrachtet werden. Ein bereits erlittenes Supinationstrauma stellt einen signifikanten Risikofaktor einer erneuten Verletzung dar (Luig et al., 2017). Ein großer Faktor liegt hierbei auf den insuffizient rehabilitierten Sportlern, nicht selten wird ein Sportler reintegriert, ohne, dass ein sportartspezifisches Anpassungstraining vollzogen wurde. (Luig et al., 2017) Dies hat zur Folge, dass das Risiko eines Rezidivs oder einer Folgeverletzung, wie eine chronische Instabilität, hoch ist (Rammelt, Richter, Walther, 2017). Nach einer vorangegangenen Verletzung liegt die Wahrscheinlichkeit einer chronisch mechanischen oder einer funktionellen Instabilität bei 1-30 %. Aktive Sportler weisen häufiger Instabilitäten und Rezidive nach fibularen Bandrupturen auf (Rammelt, Richter, Walther, 2017).

2.7 Testverfahren zur Überprüfung von Instabilitäten

Um eine Instabilität ein- oder ausschließen zu können, muss das Sprunggelenk überprüft werden. Dies erfolgt anhand verschiedener passiver oder aktiver Testungen. Ein passiver Test ist die laterale Aufklappbarkeit, oder auch lateraler Tilt genannt (Rieger & Skawran, 2012). Der Rückfuß wird gegen den fixierten Unterschenkel maximal nach innen gedrückt, wenn nun eine Bandinsuffizienz beziehungsweise eine chronische Instabilität vorherrscht, ist die Kippung des Talus in der Malleolengabel bereits erkennbar (vgl. Rieger & Skawran, 2012). Bei einer akuten Sprunggelenksverletzung ist die laterale Aufklappbarkeit aufgrund des meist schwer vorliegenden Ödems und der starken Schmerzen des Betroffenen schwer durchzuführen (vgl. Rieger & Skawran, 2012).

Ein zweites passives Testverfahren ist der Talusvorschub, oder auch ventraler Schubladentest (Rieger & Skawran, 2012). In zehn Grad Plantarflexion Ausgangsstellung wird zunächst der distale Unterschenkel durch die eine Hand des Untersuchers fixiert, mit der anderen Hand wird die Ferse umfasst und der Fuß kontrolliert nach ventral geschoben (vgl. Wirth & Zichner, 2002). Für ein deutlicheres Ergebnis wird der Test sowohl ventral, als auch retrovers durchgeführt, wo sich punctum fixum und punctum mobile verändern, sodass der Talus durch das Festhalten der Ferse fixiert und der Unterschenkel gegen den Fuß bewegt wird (vgl. Wirth & Zichner, 2002). Wie die Leitlinie zur frischen Außenbandruptur am oberen Sprunggelenk von Rammelt, Richter & Walther (2017) zeigt, weisen diese beiden Tests eine hohe Sensitivität und Spezifität auf, wodurch sie zum Standard geworden sind. Für die Überprüfung der Syndesmose wird beim Squeeze-Test ein Druck der beiden Unterschenkelknochen (Tibia und Fibula) gegeneinander ausgeübt (Leumann et al., 2007). Wenn die Patienten Schmerzen im Bereich über dem anterioren oberen Sprunggelenk angeben, liegt die Wahrscheinlichkeit einer Syndesmosenverletzung vor (vgl. Leumann et al., 2007).

Für die aktive Überprüfung der Sprunggelenke ist in der Literatur der Single-

Heel-Rise- Test zur Überprüfung der Tibialis-Posterior-Insuffizienz dargestellt (vgl. Neumann et al., 2007). Der Proband wird angehalten, auf einem Bein auf Zehenspitzen zu stehen, während der Untersucher den Rückfuß von posterior inspiziert (vgl. Neumann et al., 2007). Bei intakter Tibialis posterior-Sehne zieht der Rückfuß in die Varisierung. Fehlt diese oder kommt es zu einer Valgisierung, ist von einer Insuffizienz auszugehen und mit einer damit einhergehenden Instabilität zu rechnen (Leumann et al., 2007). In der Literatur stellt es ein großes Problem dar, isolierte aktive Sprunggelenkstests zu erhalten. Das Sprunggelenk zählt funktionell als Einheit mit dem Knie und dem Becken zur Beinachse. Beinachseninstabilitäten und Abweichungen der Norm gehen häufig mit Sprunggelenksinstabilitäten einher. Somit werden Tests zur Überprüfung der Sprunggelenksstabilität in Varianten zur Beinachsenüberprüfung durchgeführt (vgl. Moser & Bloch, 2015). Das Balance Error Score Screening ist ein aktiver Test, bei dem der Proband mit geschlossenen Augen in sechs verschiedenen Ausgangsstellungen getestet wird, mit dem Ziel, 20 Sekunden lang so stabil wie möglich in der einzelnen Position zu verharren. Während der Zeitmessung werden die Fehler gezählt, maximal zehn pro Ausgangsstellung sind erlaubt (vgl. Moser & Bloch, 2015). Als weiterer aktiver Test kann der Modified Star Exkursion Balance Test angewandt werden (Moser &Bloch, 2015). Der Proband steht einbeinig in der Mitte des aufgeklebten Y auf dem Boden und soll das Spielbein entlang der drei Linien so weit wie möglich ausstrecken. Nun soll der weit entfernteste Punkt drei Sekunden gehalten und der Abstand zur Ausgangsmitte gemessen werden (vgl. Moser & Bloch, 2015). Für die Ergebnisinterpretation wird ein Score, gemessen aus der Beinlänge des Probanden und allen drei Bewegungsrichtungen, errechnet (Moser & Bloch, 2015). Diese Tests werden sportartübergreifend eingesetzt. Jede Sportart mit Sprung, Landung und schnell eintretenden Richtungswechseln bedient sich dieser Testungen zur Überprüfung der Sprunggelenke.

3 Methode

Für den Methodikabschnitt werden drei Tests für die Handballpraxis in der Sporthalle entwickelt. Für den Prozess wird ein quasi-experimentelles Design verwendet. Es wird jedoch keine Randomisierung und keine echte Kontrollgruppe vorhanden sein, da diese Tests lediglich an zwei Probanden auf ihre Durchführbarkeit überprüft werden. Dieses Single-System-Design dient dazu, anhand der vorhandenen Literatur eine Testbatterie zu gestalten. Die Methodik wird prospektiv durchgeführt, sodass die Daten zu der vorhandenen Hypothese erhoben werden. Die Testungen werden an zwei Probandinnen, einbezogen aus einer Handballmannschaft, welche also aktiv im Handballsport tätig sind, durchgeführt. Eine der beiden Probandinnen leidet unter einer chronifizierten Sprunggelenksinstabilität, die andere Probandin weist keine bisherigen Verletzungen im Bereich der Sprunggelenke auf. Mit Hilfe dieser drei handballspezifischen Gleichgewichtstests soll die Überprüfung der Sprunggelenksstabilität nachgewiesen werden. Nachdem die Tests vorbereitet werden, werden sie einmal je Proband durchgeführt und dokumentiert. Interpretiert und analysiert wird die Testbatterie vom Autor der Bachelorarbeit. Das Aufklärungsgespräch über mögliche Risiken wird ebenfalls vom Autor bewerkstelligt. Es werden keine Versprechungen bezüglich Erfolgs- oder Heilungschancen und keine Beeinflussungen geben.

3.1 Test eins Single-Heel-Rise-Test

Der erste Test ist eine Abwandlung des Single-Heel-Rise-Tests zur Überprüfung der Tibialis-Posterior-Insuffizienz (vgl. Leumann et al., 2007). Festgehalten werden muss die Tatsache, dass laut Durrant, Chockalingam, Richards & Morris-Roberts (2015) der Test trotz seiner allgemeinen Anwendung nur wenig dokumentierte Belege für den Konsens in Bezug auf Zweck, optimale Testparameter, Ergebnismessungen und normativer Werte aufweist. Der Proband wird angehalten, auf einem Bein barfuß auf

Zehenspitzen zu stehen. Es wird die Stellung des Rückfußes von posterior untersucht. Bei intakter Sehne zieht der Rückfuß in eine Varisierung, fehlt diese oder tritt eine Valgisierung ein, ist von einer Insuffizienz auszugehen. Bei einer bereits vorhandenen Sprunggelenksinstabilität stellt der Einbeinstand an sich schon ein Problem dar. Um den Single-Heel-Rise-Test handballspezifisch anzupassen, ist der Ort der Durchführung eine Sporthalle, in der Handballspiele bestritten werden. Des Weiteren wird der Proband aufgefordert, während des Einbeinstands mit einer Hand einen Handball zu prellen. Durch das Prellen entsteht ein doppelter Bewegungsauftrag, der in nahezu jeder Situation im Handball auftritt. Der Test gelingt, wenn keine Valgisierung auftritt und der Einbeinstand auf Zehenspitzen mit gleichzeitigem Prellen möglich ist. Somit bezieht sich das erwartete Outcome darauf, dass Handballspieler mit intaktem Sprunggelenk keine Probleme haben werden, den Einbeinstand auf Zehenspitzen mit gleichzeitigem Prellen durchzuführen und, dass der Rückfuß achsgerecht in eine Varisierung zieht. Bei Probanden mit bereits vorhandener Problematik des Sprunggelenks sollte dieser Test schwer durchführbar sein. Dadurch, dass zwei Bewegungsaufträge erteilt werden, wird der Proband deutliche Gleichgewichtsprobleme haben, beziehungsweise werden Komplikationen bei der Durchführung des Einbeinstands auf Zehenspitzen auftreten. Zusätzlich kann die Komponente der Valgisierung des Rückfußes in Erscheinung treten, was dann eine Bestätigung der Tibialis-Posterior-Insuffizienz kennzeichnet. Um eine Kategorisierung des Tests für die Probanden zu erhalten, muss eine Zeit festgelegt werden, in der der Proband den Test durchführen können muss. Hierzu wäre eine mögliche erreichte Zahl von fünf Sekunden ein Richtwert. Alles, was unter fünf Sekunden gehalten wird, beziehungsweise der Test nicht durchführbar ist, zeugt von einer Instabilität der Sprunggelenke. Wenn der Proband den Test fünf Sekunden, oder länger, durchführen kann, gilt der Test als bestanden und das getestete Sprunggelenk als stabil.

3.2 Test zwei Drop Jump unilateral

Der zweite Test in eine angepasste Version des Drop Jump unilateral (vgl. Moser et al., 2015). Dieser Test wird nach Stalborn, Holm, Cronin & Keogh (2007) von der Reliabilität und Validität im Zusammenhang mit Test- und Retest-Versuchen gleich und in vielen Fällen besser eingeschätzt, als bei anderen Tests ähnlicher Art, über die in der Literatur berichtet wird. Der Proband steht barfuß beidbeinig auf einem Kasten mit einer standardisierten Höhe von 40 Zentimetern. Als nächstes wird der Proband aufgefordert von dieser Erhöhung herunter zu springen und einbeinig auf einer Markierung 30 Zentimeter vor dem Kasten zu landen. Nachdem der einbeinige initiale Bodenkontakt stattgefunden hat, springt die Testperson umgehend explosiv nach oben. Darauf folgt die einbeinige Landung auf dem selben Bein. Für die spezifische Anpassung an den Handballsport soll während der ersten initialen Landung ein Ball von einer Person gefangen und dann mit dem zweiten Sprung zurückgepasst werden. Die externe Person steht im Abstand von drei Metern, gemessen von dem Kasten, vor dem Probanden. Ziel ist es, den ersten Bodenkontakt so gering wie möglich zu halten und bei jeder einbeinigen Landung das Standbein achsgerecht einstellen zu können. Mit Hilfe des zusätzlichen Bewegungsauftrages wird eine spielnahe Situation aus dem Handball simuliert. Hierbei müssen Spieler häufig aus dem Sprung passen und danach eine vernünftige Landung vollziehen können. Als Outcome des Tests wird erwartet, dass die Testperson die gekoppelten Bewegungsaufträge sauber durchführen kann. Zusätzlich wird erwartet, dass keine Abweichung der Beinachse im Knie oder Sprunggelenk in Richtung Varisierung oder Valgisierung auftritt, was bedeutet, dass der Test von anterior zur Überprüfung der Beinachse beurteilt werden muss. Mögliche Problematiken bei der Durchführung führen zum Misserfolg des Tests. Diese können der Verlust des Gleichgewichts während der Standphase oder die Abweichung der Beinachse sein. Für eine mögliche Kategorisierung muss also die Qualität des Stands überprüft werden. Hierbei zählt es, das Bein achsgerecht zu halten, Abweichungen wären dann Kritikpunkte, die den Test negativ ausfallen lassen.

3.3 Test drei Modified Star Exkursion Balance Test

Der dritte Teil der entwickelten Testbatterie ist eine handballspezifische Version des Modified Star Exkursion Balance Test (vgl. Moser et al., 2015). Nach Moser et al. (2015) ist dieser Test ein wirksames Mittel, Versorgungsdefizite mit einseitiger chronischer Sprunggelenksinstabilität zu überprüfen. Dieser Test wird am besten als funktionelle Überprüfung beschrieben, die untere Extremität quantifiziert zu überprüfen (Olmsted et al., 2002). Dessen Messungen werden als reliabel definiert, jedoch wird darauf hingewiesen, die Validität bezüglich weiterer Indikationsfelder für den Test zu untersuchen (Olmsted, et al., 2002). Zunächst muss mit Hilfe von Klebeband ein umgedrehtes Y auf den Boden geklebt werden. Hierbei wird ein Klebestreifen aufgeklebt. An das untere Ende wird jeweils rechts beziehungsweise links in einem Winkel von 135 Grad ein weiterer Klebestreifen angelegt. Der Proband stellt sich einbeinig in die Mitte des aufgeklebten Y. Das Spielbein wird dann jeweils nach anterior, posterolateral und posteromedial so weit wie möglich die Linie entlang gestreckt. Um nun eine spezifische handballerische Anpassung vornehmen zu können, muss die Testperson von einer externen Person, die frontal im Abstand von zwei Metern gemessen vom Mittelpunkt des Y, einen Ball fangen und zurück passen. Nach jeder einzelnen Position darf der Proband das Spielbein absetzen, bevor die neue Richtung getestet wird. Als Outcome wird erwartet, dass der Proband die weit entfernteste gehaltene Position achsgerecht in allen drei Richtungen mit der zusätzlichen Komponente des Ballfangens und Zurückpassens meistert. Der Test misslingt, wenn der Proband den doppelten Bewegungsauftrag nicht bewältigt oder aber der Einbeinstand nicht achsgerecht mit dem Bestandteil des Ausstreckens des Spielbeins ausgeführt wird. Damit eine sachgerechte

Kategorisierung annehmbar ist, muss erneut die Qualität des Stands in der gerechten Beinachse überprüft werden. Zusätzlich sollten Richtwerte durch weitere Testungen an mehreren Probanden festgelegt werden, wie weit jeweils das Bein entlang der Linie gestreckt werden muss. Hierzu wäre ein Wert von 80 Zentimetern gemessen von der Mitte des Y tauglich.

4 Ergebnisse

Im Folgenden Abschnitt werden die Ergebnisse der entwickelten Testbatterie dargestellt und mögliche Standardisierungsverfahren erläutert.

4.1 Test 1 Single-Heel-Rise-Test

Für den ersten Teil der Testbatterie wird an Material lediglich ein Handball benötigt. Der Test weist in der Durchführung gute Ergebnisse auf. Beide Probandinnen können den Test wie angeleitet durchführen. Bei der Betrachtung von posterior zeigt sich, dass bei der ersten Probandin ohne bisherige Sprunggelenksverletzungen eine saubere Stellung des Rückfußes zeigt. Sie kann den Ball während des Einbeinstands auf Zehenspitzen für mindestens fünf Sekunden prellen. Bei der zweiten Probandin mit der vorhandenen Instabilität äußert sich die Problematik der Rückfußstellung in eine Valgisierung. Während des Zehenstands auf einem Bein fällt der Rückfuß nach medial ab. Trotzdem war sie in der Lage, den Ball länger als fünf Sekunden während der Testung zu prellen. Somit wird deutlich, dass der erste Teil der entwickelten Testbatterie mit wenig Aufwand und lediglich einem Ball als benötigtes Material durchführbar ist. Die erste Abbildung zeigt die Probandin ohne bisherige Verletzungen des Sprunggelenks während der Testung von posterior betrachtet. Es ist eine intakte Fußstellung während der Durchführung erkennbar. Die zweite Abbildung zeigt die Probandin mit einer chronischen Sprunggelenksinstabilität, was durch die Valgisierung des Rückfußes, gut erkennbar durch den Verlauf der Achillessehne, deutlich wird.

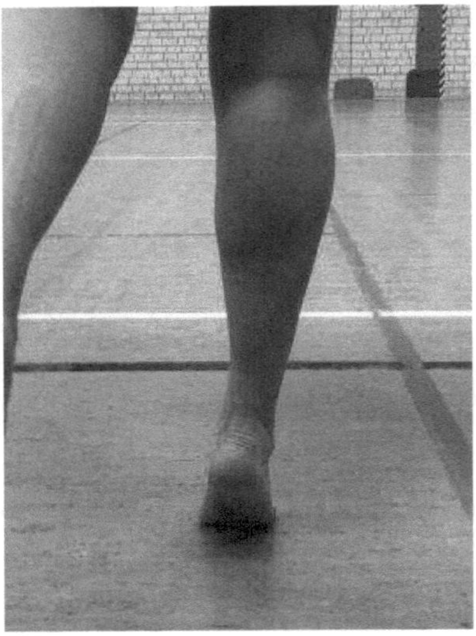

Abbildung 1. Probandin 1 Single-Heel-Heel Rise-Test

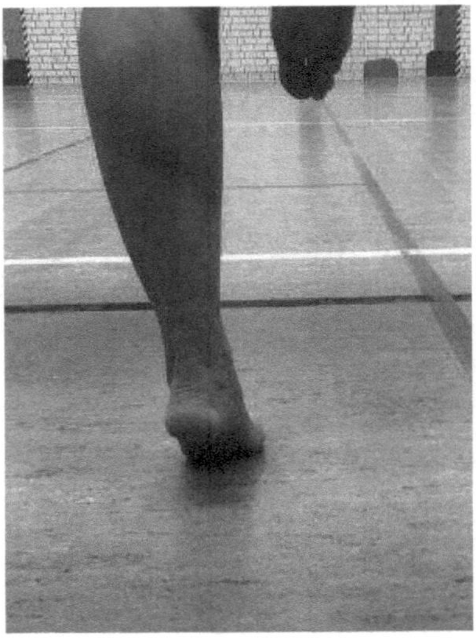

Abbildung 2. Probandin 2 Single-Rise-Test

Für eine geeignete mögliche Standardisierung sollte beachtet werden, dass die Beurteilung des Fußes immer von posterior vollzogen wird. Des Weiteren sollte immer mit der Seite geprellt werden, die nicht der zu testenden Seite entspricht, bedeutet, wenn links das Standbein ist, sollte mit der rechten Hand geprellt werden. Zusätzlich muss bei der Testung für jeden einzelnen Probanden der gleiche Ball benutzt werden, sodass mögliche Luftunterschiede oder die Beschaffenheit des Balls keinen Einfluss auf die Durchführung nimmt.

4.2 Test 2 Drop Jump Unilateral

Um den handballspezifisch angepassten Test des Drop Jump Unilateral durchführen zu können, wird ein Kasten mit der Höhe von 40 Zentimetern, ein Klebeband, ein Maßband und ein Handball benötigt. Außerdem muss für die

Durchführung eine externe Person bereitgestellt werden, die als Passgeber und Anspieler fungiert. Beiden Probandinnen ist es möglich, den Test durchzuführen. Im Verlaufe der Testung zeigt sich, dass es schwierig ist, während beider Landungen das Gleichgewicht auf dem Standbein zu halten, wodurch leichte Ausweichbewegungen und die Verlagerung des Körperschwerpunktes zur Korrektur entstehen. Dadurch ist der explosive Sprung nach dem initialen ersten Bodenkontakt minimal zeitlich verzögert. Der doppelte Bewegungsauftrag durch das zusätzliche Fangen und Zurückpassen im Sprung stellt bei beiden Probandinnen kein Problem dar. Im Vergleich zu der ersten Probandin entsteht bei der zweiten Testperson ein deutliches Problem, während der Landung das Bein achsengerecht zu stabilisieren und das Gleichgewicht auf einem Bein zu halten.

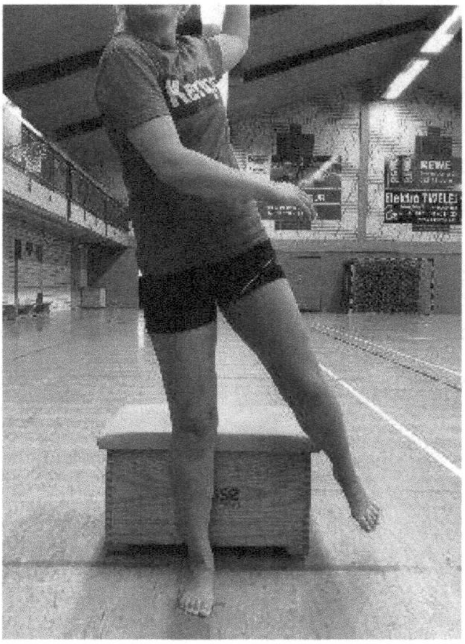

Abbildung 3. Probandin 1 Drop Jump Jump unilateral

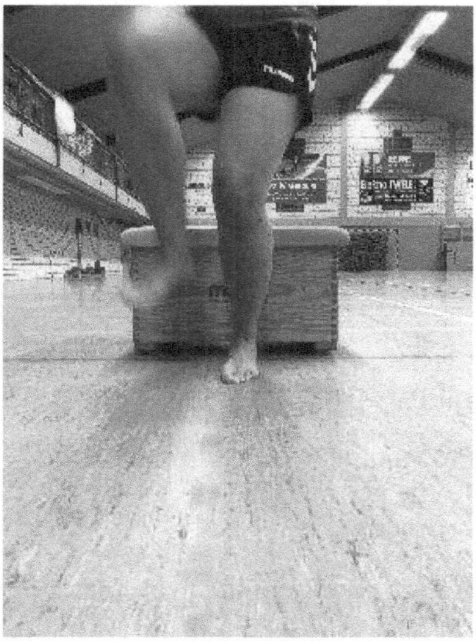

Abbildung 4. Probandin 2 Drop unilateral

Die Gesichtspunkte zur Standardisierung beinhalten, dass zunächst die Beurteilung von anterior vorgenommen werden muss, sodass die Betrachtung der Beinachse möglich ist. Des Weiteren beträgt die Höhe des Kastens immer 40 Zentimeter, um vermeintlich verfälschte Ergebnisse durch verschieden, hohe Ausgangspositionen zu vermeiden. Zusätzlich muss der Abstand der ersten Markierung vom Kasten stets 30 Zentimeter und die zweite Markierung zum externen Passgeber drei Meter betragen, sodass keine möglichen Verfälschungen durch unterschiedliche Abstände entstehen. Ergänzend muss beachtet werden, dass derselbe Ball für alle zu testenden Personen verwendet wird. Als letztes muss sichergestellt werden, dass der zweite Stand nach dem Sprung und dem Rückpass des Balls sauber ausgeführt wird. Das bedeutet, dass der Einbeinstand für mindestens drei Sekunden gehalten werden soll, ohne, dass die Testperson das Gleichgewicht verliert oder in ihrer Beinachse abweicht.

4.3 Test 3 Modified Star Excursion Balance Test

Das benötigte Material für den angepassten Modified Star Exkursion Balance Test sind ein Handball, ein Maßband und Klebeband zur Markierung des Y. Zusätzlich muss, wie bei dem zweiten Teil der Testbatterie, eine externe Person zur Passgebung und zum Anspielen bereitgestellt werden. Der Test ist für beide Probandinnen durchführbar.

Jedoch wird deutlich, dass dieser Teil der Testbatterie der Anstrengendste ist, da jede zu testende Position für einen gewissen Moment zur Messung gehalten werden muss. Dadurch wird in dieser gehaltenen Position die Muskulatur des Standbeins isometrisch beansprucht.

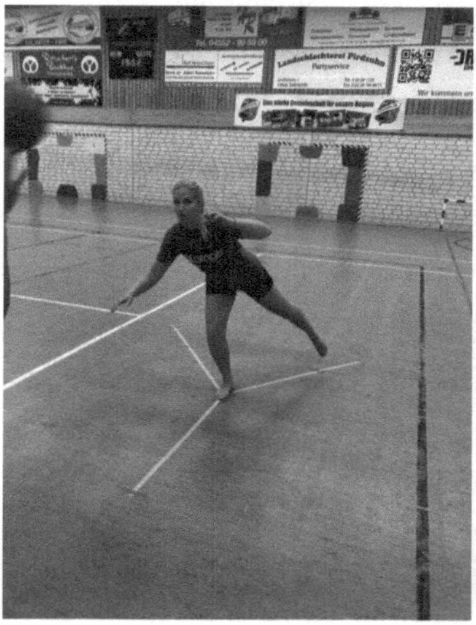

Abbildung 5. Probandin 1 Modified Star Exkursion Balance Test

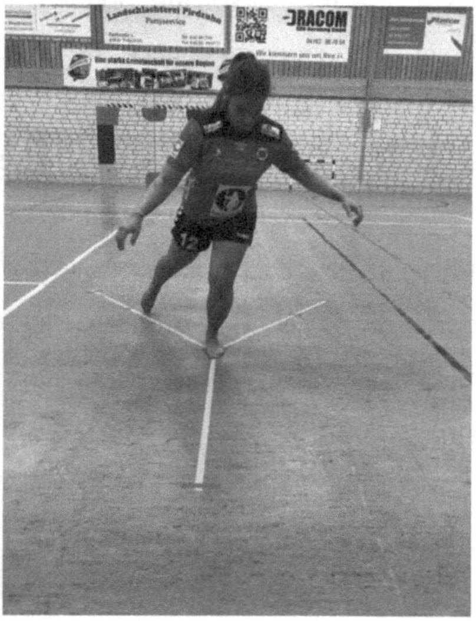

Abbildung 6. Probandin 2 Modified Star Exkursion Balance Test

Mit dem doppelten Bewegungsauftrag, den die beiden Probandinnen ausführen müssen, haben beide Teilnehmerinnen keine Probleme. Sowohl der gehaltene Einbeinstand mit ausgestrecktem Spielbein, als auch das zusätzliche Passen und Fangen werden ohne Schwierigkeiten gemeistert. Die gemessenen Werte der ersten Testperson sind anterior 93 Zentimeter, posteromedial 84,5 Zentimeter und posterolateral 97,4 Zentimeter. Die gemessen Werte der zweiten Testperson sind anterior 92 Zentimeter, posteromedial 81,6 Zentimeter und posterolateral 96 Zentimeter. Es zeigt sich bei der genaueren Betrachtung, dass die zweite Probandin während der Bewegung des Spielbeins Abweichungen in der Beinachse in Richtung Valgisierung zeigt. Die erste Probandin führt jede Bewegungsrichtung sauber durch. Zu einer möglichen Standardisierung gehört, dass die Bewertung von anterior vorgenommen werden muss, um die Beinachse gerecht betrachten zu können. Darüber hinaus muss der Abstand von der Mitte des Y genau drei Meter betragen, wo die externe Person zum Anspielen und Zupassen steht. Des Weiteren soll bei jedem Probanden der gleiche Ball benutzt werden, dass keine Störfaktoren bezüglich eines unterschiedlichen Balls auftreten. Zusätzlich muss exakt an den vorgegebenen Linien gemessen werden, sodass die Ergebnisse immer standardgemäß aufgezeichnet werden. Zuletzt muss festgelegt werden, dass bei jeder Messung dasselbe Maßband verwendet wird.

5 Diskussion

Im Sportspiel Handball haben Sprunghandlungen einen sehr hohen Stellenwert, weshalb Sprünge sowohl im Wettkampf, als auch im Training überdurchschnittlich viel ausgeführt werden. (vgl. van Husen, 2005). Gerade durch diesen elementaren Schwerpunkt der körperlichen Belastung bei einer Landung steigt das Verletzungsrisiko gerade für die untere Extremität. (vgl. van Husen, 2005). Ziel muss es daher sein, eine Testbatterie, charakterisiert auf Handball, zu entwickeln, um primärpräventiv in den Vereinen gegen Sprunggelenksinstabilitäten, deren Verletzungsausfall und die Schmerzen und Bewegungseinschränkungen der Spieler vorzugehen. Innerhalb dieses Kapitels soll daher schwerpunktmäßig über die entwickelte Testbatterie mit ihrem Ablauf, möglichen Problemen und Standardisierungen diskutiert werden. Erwartungen an die Testbatterie sind die handhabbare Durchführung und das deutliche Herauskristallisieren der Unterschiede zwischen nicht betroffenen Sprunggelenken und Sprunggelenken mit Instabilitäten, wie es bei den beiden Probanden mit jeweils einem Positiv- und einem Negativbeispiel der Fall ist. Wichtig zu erwähnen ist, dass die vorliegende Untersuchung ein Quasiexperiment ist, dessen Ergebnisse noch durch ein Experiment abgesichert werden müssen.

5.1 Mögliche Probleme bei der Durchführung

Im ersten Teil der Testbatterie zeigt sich das Hauptproblem in dem Punkt der Qualität der durchgeführten Handlung. Dadurch, dass die Tibialis-Posterior-Insuffizienz ermittelt werden soll, wird der Rückfuß von posterior beurteilt. Diese Bewertung muss fachgerecht ablaufen, um subjektiv eingeschätzte Ergebnisse bezüglich der Rückfußstellung erhalten zu können. Dadurch, dass die Testbatterie darauf ausgelegt ist, die Testung von den Trainern und

Betreuern der einzelnen Handballvereine durchführen zu lassen, müssten diese einer Schulung unterzogen werden, um deren subjektive Einschätzung der Qualität des Rückfußes fachgerechter zu gestalten. Es müssen deutlichere Anhaltspunkte zur Qualitätssicherung definiert werden, sodass die Beurteilung auch für Trainer und Betreuer ohne medizinisches Vorwissen durchführbar ist. Eine weitere Möglichkeit wäre es, die Rückfußstellung durch eine Fotodokumentation zu beurteilen, sodass der Aspekt des zeitlichen Drucks während der Testumsetzung verfällt. Ein weiteres Problem bei der Durchführung ist die zeitliche Vorgabe des Tests. Die Probandinnen haben den Auftrag, den Einbeinstand auf Zehenspitzen mit gleichzeitigem Prellen fünf Sekunden lang zu erfüllen. Dieser Bewegungsauftrag stellt sowohl für die betroffene Spielerin mit einer vorhandenen Sprunggelenksinstabilität, als auch für die Spielerin ohne vorangegangene Verletzung kein Problem dar. Demnach äußert sich die Problematik des zu leicht gewählten Auftrags. Der Test müsste jedoch an weitaus mehr Probanden durchgeführt werden, um hier standardisierte Werte zur Beurteilung der zeitlichen Relevanz erhalten zu können. Als letzter Punkt äußert sich die Problematik der Relation zwischen der zeitlichen Vorgabe und der Abweichung des Rückfußes. Dieser Punkt bezieht sich auf beide vorherigen Problematiken. Wie bereits erwähnt haben beide Spielerinnen keine Probleme mit der zeitlichen Vorgabe, jedoch wird bei der Betrachtung des Rückfußes deutlich, dass eine Valgisierung bei der Probandin mit vorhandener Instabilität bereits von Beginn an eintritt. So müssen kombinierte Standardwerte für die Relation zwischen Bewegungsqualität und zeitlicher Vorgabe ermittelt werden.

Der zweite Teil der Testbatterie legt einen deutlich höheren Anspruch in der Durchführung offen. Auch hier ist das größte Problem verbunden mit der subjektiven Bewertung der Bewegungsqualität. Die Standfestigkeit und Beinachse muss fachgerecht beurteilt werden, um hier Abweichungen und

Instabilitäten festzustellen. Die Trainer und Betreuer sollen für die Testbatterie die Beurteilung der Qualität erkennen können, sodass die Anhaltspunkte und die Eigenschaften der korrekten Beinachse genau definiert werden müssen. Somit müssen die Trainer und Betreuer geschult werden, um für mögliche Abweichungen, Ausweichbewegungen und Auffälligkeiten sensibilisiert zu werden. Allgemein zeigt sich die Problematik der Gleichgewichtsfähigkeit bei den Landeabschnitten des Tests. Beide Probandinnen haben eindeutig bei der zweiten Landung nach dem Sprungpass Schwierigkeiten, den Einbeinstand zu halten.

Im dritten Abschnitt der Testbatterie verdeutlichen sich Probleme bei der möglichen Auswertung des Tests. Zunächst muss, wie auch bei den vorherigen Tests, die Bewegungsqualität der Beinachse beurteilt werden, die einem geschulten Auge unterliegen muss. Zusätzlich soll der Abstand vom Spielbein zur Ausgangsmitte gemessen werden. Dies muss relativ schnell gelingen, da die Probanden den Bewegungsauftrag haben, die weit entfernteste Position lediglich drei Sekunden zu halten. Eine mögliche Lösung wäre eine Markierung durch einen Klebestreifen auf dem aufgeklebtem Y, sodass die Werte im Nachhinein ermittelt werden können und nicht während der Durchführung mit einem Maßband womöglich ungenau erfasst werden. Um hier die Beurteilung der gemessenen Werte vornehmen zu können, muss dieser Test zunächst an weiteren Probanden getestet werden, um mögliche Vergleichswerte zu erhalten und Einschätzungen bezüglich der gemeisterten Zentimeter getroffen werden können. Zusätzlich stellt die unterschiedliche Beinlänge der Probanden ein Problem dar. Handballspieler mit kürzeren Beinen haben vermeintlich größere Einschränkungen bezüglich der erreichten Zentimeter, als solche mit längeren Beinen. Somit muss dieser Punkt bei der Auswertung des Tests definitiv berücksichtig werden.
Das größte Problem der handballspezifischen Testbatterie stellt sich in allen

drei Tests in der Auswertung dar. Dadurch, dass die Tests alltagstauglich gestaltet werden sollen, sodass die Vereine keine Unterstützung von Physiotherapeuten bei der Testung benötigen, müssen die Trainer und Betreuer der einzelnen Mannschaften einer Schulung unterzogen werden. Die Bewertung der Beinachse und der Sprunggelenke muss fachmännisch erklärt und definiert werden. Demnach lässt sich die Forschungshypothese nur zum Teil bestätigen. Die Tests sind handballspezifisch und verständlich anzuwenden, sodass sie für den alltäglichen Gebrauch in den Handballmannschaften geeignet sind, jedoch können diese Tests nicht so einfach gehalten werden, dass jeder ohne erlerntes fachliches Wissen die Beurteilung der Testbatterie vollziehen kann. Dies hat zur Folge, dass die Überprüfung von Sprunggelenksinstabilitäten im Handball mit einer Schulung und einem weiteren Aufwand verbunden ist.

5.2 Mögliche Probleme zur Standardisierung

Im Vergleich zu möglichen Problemen bei der Durchführung treten bei der Standardisierung weitaus weniger Diskussionspunkte auf. Eine mögliche Standardisierung beim ersten Test ist der Punkt, dass die Probanden immer mit der standbeinabgewandten Seite prellen sollen. Hierbei kann das Problem auftreten, dass einige Sportler Schwierigkeiten haben, mit der schwächeren Hand zu prellen. Anders als im Fußball haben Handballer eine deutlich starke dominante Seite. So kann es passieren, dass die schwache Hand kein sauberes Prellen zustande bringt.

Beim zweiten Test kann das Problem auftreten, dass nicht immer ein Kasten von 40 Zentimetern vorhanden ist, wodurch die standardisierte Höhe nicht eingehaltenwerden kann, was zu eventuellen Unterschieden in den Ergebnissen führen kann. Die Probanden müssen von einer festgelegten Höhe den ersten Sprung durchführen, sodass keine Verfälschungen durch einen leichteren

Sprung durch die geringere Höhe auftreten können. Beim dritten Test ist, wie in Punkt 5.1 bereits erläutert, die Problematik der genauen Messung ein Problem. Jede durchgeführte Messung bei Tests muss standardisiert ablaufen. Hierbei vermag es schwierig zu werden, den Probanden den Bewegungsauftrag durchführen zu lassen und dabei standardisiert messen zu können.

5.3 Diskussion des eigenen Vorgehens

Es ist nicht Ziel dieser Arbeit, Messwerte für die Tests zu erhalten. Die Entwicklung der Testbatterie beschränkt sich lediglich auf die Bestätigung der Durchführbarkeit, weshalb neue Erkenntnisse beziehungsweise ein neuer Stand der Entwicklung zur Überprüfung von Sprunggelenksinstabilitäten im Handball gegeben werden. Jedoch muss festgehalten werden, dass aufgrund der Tatsache, dass das Augenmerk auf der Entwicklung und Durchführbarkeit liegt, die möglichen Auswertungskriterien vernachlässigt wurden. Dadurch entstand das Hauptproblem bei der Durchführung beziehungsweise Standardisierung der Ergebnisse. Dies bezieht sich auf die fachgerechte Einschätzung der Beinachse, die als primäres Bewertungsmittel für die Bewegungsqualität vorgesehen ist. Der Entwurf der Testbatterie wurde einmal mit zwei Probandinnen durchgeführt. Trotz des Erfolgs hätte es einen ersten Versuch und eine erneute Durchführung geben können. So wären eventuell vorhandene Probleme oder mögliche Anpassungen der Tests deutlicher hervorgetreten, da die Tests zweimal beurteilt würden. Es muss jedoch festgehalten werden, dass das Ziel der Bachelorarbeit, sprich die Bestätigung der Durchführbarkeit der handballspezifischen Testbatterie, erreicht worden ist.

5.4 Diskussion anhand der vorliegenden Literatur

Die Testbatterie bezieht sich auf bereits vorhandene Testungen. Diese drei Tests wurden modifiziert und handballspezifisch gestaltet. Bei allen drei Tests wird durch die spezifische Anpassung an den Handball pointierter auf die Anforderungen an diese Sportart eingegangen. Die beim Handball wichtigen Bewegungskopplungen und kombinierten Bewegungsabläufe werden durch die gleichzeitigen Bewegungsaufträge der Tests simuliert, weshalb sie in dieser Hinsicht eine Steigerung bezüglich spezifischer Sprunggelenksüberprüfungen im Handball zeigen. Der Single-Heel-Rise-Test (vgl. Leumann et al., 2007) hat laut Durrant, Chockalingam, Richards & Morris-Roberts (2015) trotz seiner allgemeinen Anwendung zwar nur wenig dokumentierte Belege, jedoch ist er in seiner Handhabung sehr einfach und schnell durchführbar gehalten. Durch das zusätzliche Prellen steigert sich der Anspruch an den Probanden und gestaltet die Situation handballspezifischer. Dadurch erhält der Test zumindest für den Handball betrachtet eine Verbesserung.
Die angepasste Version des Drop Jump unilateral (Moser et al., 2015) und des Modified Star Exkursion Balance Test (Moser et al., 2015) sind ebenfalls durch die spezifische Anpassung in dessen Anforderung deutlich höher. Dadurch werden die Anforderungen der doppelten Bewegungsaufträge, die an die Spieler gestellt werden, besser simuliert. Rebholz (2010) äußerte sich zum Handball, dass es sich um eine Kontaktsportart handele, bei der die direkte Einwirkung des Gegners auf den Körper ein hohes Verletzungsrisiko birgt. Dies beschreibt die Situation, dass der Spieler sowohl seine Bewegung durchführen, als auch den gegnerischen Kontakt verarbeiten muss. Während dieser beiden Testungen erhält der Proband zwar keinen Körperkontakt, jedoch gekoppelte Bewegungsaufträge. Somit sind die Sprunggelenke spielnaher beansprucht und es kann eine spezifischere Ergebnismessung festgestellt werden, als ohne die Anpassungsfaktoren des Tests an den Handball.

6 Fazit und Ausblick

Das Handballspiel gewann in den letzten Jahren deutlich an Kraft, Dynamik, Athletik und Schnelligkeit, wodurch der Sport zwar für den Zuschauer attraktiver anzusehen ist, jedoch auch der Status der Verletzungen deutlich angehoben wurde (Leidinger et al., 1990). Gerade die häufig betroffene untere Extremität und deren Verletzungsfolgen bedarf Handlungen bezüglich Prophylaxe, Rezidivsenkung, Chronifizierung und Stabilitätsverbesserung. Eine Überprüfung der Sprunggelenke bezüglich Instabilitäten ist vor allem primärpräventiv dringend notwendig. Demzufolge lautete die übergeordnete Forschungsfrage dieser Arbeit, wie eine handballspezifische Testbatterie zur Überprüfung von Sprunggelenksinstabilitäten durchführbar gemacht werden kann. Aus diesem Grund wurde durch die Modifizierung bereits vorhandener Testungen zur Überprüfungen von Sprunggelenkinstabilitäten und zur Beinachsenüberprüfung eine handballspezifische Testbatterie entwickelt. Diese wurde anhand von zwei Probandinnen aus dem aktiven Handballsport auf ihre Durchführbarkeit getestet. Die Testbatterie bestätigte sich in ihrer Ausführung, sodass jeder Test anwendbar ist. Dadurch, dass eine Probandin bereits vorangegangene Sprunggelenksverletzungen aufweist, zeigt sich ein möglicher Ausblick zwischen betroffenen und nicht betroffenen Sportlern und deren Ergebnissen in den einzelnen Tests.

Die Einführung dieser handballspezifischen Testbatterie in die Vorbereitung auf die Saison kann zukünftig Aufschluss über die Sprunggelenke der einzelnen Spieler geben, wodurch mit Hilfe von gezieltem propriozeptiven Training gegen Sprunggelenksverletzungen und deren Chronifizierungen vorgegangen werden kann. Die Messung und Objektivierung sensomotorischer beziehungsweise propriozeptiver Leistungsmerkmale ist durch das komplexe und vielschichtige sensomotorische System sehr schwierig und in diesem Fall lediglich über die Stellung der Beinachse messbar (vgl. Quante & Hille, 1999). In der Dissertation von Rebholz (2010) wird vor dem Hintergrund des hohen Stellenwertes des sensomotorischen Trainings im Sport, in Prävention, Rehabilitation und Therapie der Mangel an valider, reliabler und praktikabler Assessments verdeutlicht. Hierbei wird mit der handballspezifischen Testbatterie mit seinen drei Assessments diesem Mangel einen Schritt entgegengewirkt. Es gilt nun in zukünftigen Arbeiten, diese Tests mit weiteren Probanden durchzuführen, um Vergleichswerte zu erhalten und Einschätzungen bezüglich gutem und schlechtem Abschneiden in den einzelnen Tests treffen zu können.

Diese Testbatterie soll nun helfen, Trainern, die häufig keine Unterstützung von Physiotherapeuten in ihren Mannschaften haben, die Stabilität der Sprunggelenke ihrer Spieler zu überprüfen, um darauf ihr Training aufzubauen und Präventivmaßnahmen zu ergreifen. An diesem Punkt liegt die Hauptrelevanz für die Physiotherapie. Therapeuten sind in der Lage, durch eingeforderte Hilfe ein sensomotorisches Training anzubieten, welches dann die Trainer zukünftig als Trainingsinhalt mit aufnehmen können. Somit wird das Training spezifisch verbessert und das Verletzungsrisiko der Spieler kann maßgeblich gesenkt werden.

Eine Testbatterie ist leicht anwendbar und schnell durchzuführen. Dadurch haben Vereine und deren Trainer in der Vorbereitungsphase auf die Saison die Möglichkeit, in einer Trainingseinheit die Testbatterie mit einzubeziehen, um dann anhand der Ergebnisse deren weiteres Vorhaben mit Stabilisationstraining zu optimieren. Dadurch entsteht die Situation, dass weniger Patienten mit Supinationstraumata oder gar chronischen Instabilitäten auf Grund von Verletzungen beim Handball Physiotherapie beanspruchen müssen.

VI Literaturverzeichnis

Andrén-Sandberg, A. (1997). Verletzungen und Überlastungsschäden im Handball. In Renström, P. (Hrsg.), *Sportverletzungen und Überlastungsschäden. Prävention, Therapie, Rehabilitation* (2. Auflage, S. 304-309). Köln: Deutscher Ärzte Verlag.

Aschenbrenner, I., Biberthaler, Prof. Dr. P.(2018). *Sprunggelenksfraktur.* Deutsche Gesellschaft für Unfallchirurgie.

Brooks, S.C., Potter, B.T. & Rainey, J.B. (1981) Treatment for partial tears of the lateral ligament of the ankle: a prospective trial. British Medical Journal (Clinical Research Ed.), 282, 606–607.

BSNmedical.(2018). Informationen und Übungen rund um das Sprunggelenk. http://www.bsnmedical.de/fileadmin/z-countries/0-Germany/PDF/ Publikationen/70472-00322-01-Tricodur_Patientenbroschuere_Sprunggelenk.pdf Zugriff am 25.05.2018 19:11 Uhr

Congia, M.(2014). Möglichkeiten Handballverletzungen zu vermeiden. Sportphysiotherapie - Tipps aus Leistungssport und Profi - Behandlung alla Marco Congia.

DiGiovanni, B., Partal, G. & Baumhauer, J. (2004). *Acute ankle injury and chronical lateral instability in the athlete*. Clinical Journal of Sports Medicine, 23(1), 1-19

Durrant, B., Chockalignam, N., Richards, P.J., Morris-Roberts, C.(2015).

Posterior Tibial Tendon Dysfunction: What does the single heel rise test mean in assessment. Foot and Ankle Online Journal. https://faoj.org/2015/06/30/posterior-tibial-tendon- dysfunction-what-does-the-single-heel-raise-test-mean-in-assessment/Zugriff am 30.06.2018 16:35 Uhr

Ebelt-Paprotny, G., Preis, R.(2012) *Leitfaden Physiotherapie.* München: Urban & Fischer Verlag.

Fong, D., Chan, Y-Y., Mok, K-M., Yung, P., Chan K-M.(2009). Understanding acute ankle ligamentous sprain injuries in sports. US national library of Medicine.

Forbo Flooring GmbH.(o.E.) Sporthallen. Marmoleum Sport: Sieger nach Punkten. https://www.forbo.com/flooring/de-de/segmente/sport/sporthallen/p3w7bw Zugriff am 28.06.2018 15:56 Uhr

Garrick, J.G. (1977) *The frequency of injury, mechanism of injury, and epidemiology of ankle sprains**. The American Journal of Sports Medicine, 5, 241–242.

Gisler-Hofmann, T. (2008). *Plastizität und Training der sensomotorischen Systeme.* Schweizerische Zeitschrift für „Sportmedizin und Sporttraumatologie“, 56(4), 137- 149

Grim, Dr. E., Engelhardt, Prof. M.(o.E.) *Die Syndesmose.* Gesellschaft für Orthopädisch-Traumatologische Sportmedizin.

https://www.gots.org/blog/2015/03/30/die- syndesmose/ Zugriff am

28.06.2018 10:54 Uhr

Gross, T.S. & Bunch, R.P. (1989). *Material moderation of plantar impact Stress*. Medicine and Science in Sports and Exercise.

Gruber, M. (2001). Die neuromuskuläre Kontrolle des Kniegelenks vor und nach einem spezifischen sensomotorischen Training beim unverletzten Sportler. Dissertation, Universität Stuttgart.

Grünewald, K.(2014).*Theorie der medizinischen Fußbehandlung - Band 3.* : Neuer Merkur Verlag (S.15)

Henke, T. (2003). Sportunfälle. Gesundheitsberichte NRW. Bielefeld: lögd.

Hübscher, M., Zech, A. (2012). *Sensomotorisches Training zur Prävention von Sprunggelenksverletzungen.* Deutsche Zeitschrift für Sportmedizin. http:// www.zeitschrift-sportmedizin.de/artikel-online/archiv-2012/heft-1/ sensomotorisches- training-zur-praevention-von-sprunggelenksverletzungen/? L=0 Zugriff am 09.03.2018 11:01 Uhr

Leidinger, A., Gast, W. & Pförringer, W. (1990). Traumatologie im Handballsport. Sportverletzung Sportschaden, 4, 65-68.

Lephart, S.M., Riemann, B.L. & Fu, F.H. (2000). Introduction to the Sensorimotor System. In S.M. Lephart & Fu, F.H., Proprioception and Neuromuscular Control in Joint Stability. Champaign, IL: Human Kinetics.

Leumann, A., Merian, M., Wiewiorski, M., Hintermann, B., Valderrabano, V. (2007). Behandlungskonzepte der chronischen Dysfunktion der Tibialis posterior- Sehne. Schweizerische Zeitschrift für «Sportmedizin und Sporttraumatologie».

Loosch, E. (1999). Allgemeine Bewegungslehre. Wiebelsheim: Limpert.

Luig, Dr. P., Bloch, H., Burkhardt, K., Klein, C., Kühn, N.(2017) *Analyse des Unfallhergeschehens der zwei nächsten Ligen der Männer: Basketball, Eishockey, Fußball und Handball.* Hamburg: Jedermann-Verlag GmbH.

Moser, N., Bloch, H.(2015). Return-to-competition: Testmanual zur Beurteilung der Spielfähigkeit nach Ruptur des vorderen Kreuzbandes. *VBG-Fachwissen.* http://www.vbg.de/SharedDocs/Medien-Center/DE/Broschuere/Branchen/Sport/return_to_competition.pdf?__blob=publicationFile&v=3 Zugriff am 25.04.2018 16:45 Uhr

o.A.(2018) *Handball- Dynamik und Beweglichkeit pur.* Sportverletzung24 https://www.sportverletzung24.com/sportarten/handball/ Zugriff am 29.06.2018 10:56 Uhr

o.A.(2018) *Lexikon sportwissenschaftlicher Begriffe.* http://spolex.de Zugriff am 28.06.2018 12:04 Uhr

Olmsted, L.C., Carcia, C.R., Hertel J., Shultz, S.J.(2002). *Effiacy of the Star Exkursion Balance Test in Detecting Reach Deficits in Subjects With Chronic Ankle Instability.* US Library of Medicine National Institutes of Health.

Podzielny, S.(1999). *Biomechanische und neuromuskuläre Wirkungsmechanismen von Trainingsprogrammen zur Verletzungsprävention des Sprunggelenkes.* Dissertation, Universität Stuttgart. https://elib.uni-stuttgart.de/bitstream/11682/5432/1/Arbeit.pdf Zugriff am 23.06.2018 14:48 Uhr

Quante, M. & Hille, E. (1999). *Propriozeption: Eine kritische Analyse zum Stellenwert in der Sportmedizin.* Deutsche Zeitschrift für Sportmedizin, 50 (10), 306-310.

Rammelt, S., Richter, M., & Walther, M. (2017). *Frische Außenbandruptur am Oberen Sprunggelenk.* Leitlinien Unfallchirurgie AWMF-Nr. 012-022

Rebholz, S. (2010). *Ein integratives Trainingskonzept zur Verletzungsprophylaxe im Handball.* Dissertation. Universität Konstanz.

Riemann, B.L. & Lephart, S.M. (2002a). The Sensorimotor System, Part I: The Physiologic Basis of Functional Joint Stability. Journal of athletic training.

Riemann, B.L. & Lephart, S.M. (2002b). The Sensorimotor System, Part II: The Role of Proprioception in Motor Control and Functional Joint Stability. Journal of athletic training.

Robbins, S., Waked, E.(1998) Factors associated with ankle injuries. Preventive measures. Sports Med 25(1).

Rost, R.(2001). *Lehrbuch der Sportmedizin.* Köln: Deutscher Ärzte-Verlag.

Schenk, A.(2017). *Sprunggelenksluxationen.* docplayer.org

Stalborn, M., Holm, D.J., Cronin, J., Keogh, J.(2007). *Reliability of Kinematics and Kinetics Associated with Horizontal Single Leg Drop Jump Assessment. a Brief Report.* US National Library of Medicine National Institutes of Health.

Steele, J.R. & Milburn P.D. (1988). *Effect of different synthetic sport surfaces on ground reaction forces at landing in netball.* International Journal of Sport Biomechanics.

Suhr, A., Mückley, T., Hofmann, G. & Spahn, G. (2012) *Therapie der fibulotalaren Bandverletzung: Ein-Jahres-Ergebnisse nach primär konservativer Behandlung.*
Sportverletzung · Sportschaden, 26, 39–44.

Rieger, H., Skawran, S.(2012). *Klinische Untersuchung des Sprunggelenks.* https://www.clemenshospital.de/sites/default/files/clemenshospital/Rieger_Skawran_-_Klinische_Untersuchung_des_Sprunggelenks.pdf Zugriff am 30.06.2018 11:34 Uhr

Roth, M. (2017). Zwangspause für Philipp Weber nach Sieg des SC DHfk Leipzig. *LVZ.de.* http://www.lvz.de/Sportbuzzer/SC-DHfK-Leipzig/News/Zwangspause-fuer- Philipp-Weber-nach-Sieg-des-SC-DHfK-Leipzig Zugriff am 25.05.2018 18:25 Uhr.

Van Husen,M.(2005).*Belastungen der unteren Extremität im Handball und Volleyball.* tuprints, Technische Universität Darmstadt. http://tuprints.ulb.tu-darmstadt.de/601/1/Dissertation_05-09-06_ULB.pdf Zugriff am 26.06.2018 14:34 Uhr

Weineck, J. (1994). Sportanatomie. Erlangen: Perimed-Verlag.

Wirth, C.J., Zichner, L.(2002). *Orthopädie und orthopädische Chirurgie - spezielle Fußuntersuchung*. Stuttgart: Georg Thieme Verlag.

Zalpour, C.(2002). *Anatomie/Physiotherapie Lehrbuch für die Physiotherapie, Masseure/medizinische Bademeister und Sporttherapie.* München: Urban & Fischer Verlag.

Zantop, T. (2003). Prävention von Sprunggelenksverletzungen im Handball. Z. Orthop., 141, 499–501.

Zenner, Y., Bettendorff, S., Fries, V.(2015) *Inversionstrauma im Sport. Propriozeptives Training als Präventions- und Rehabilitationsmaßnahme.*

VII Anhang

Einverständniserklärung

Mit meiner Unterschrift bestätige ich meine Teilnahme als Proband/in zur Entwicklung einer Testbatterie für die Bachelorarbeit „Die Entwicklung einer handballspezifischen Testbatterie zur Überprüfung von Sprunggelenksinstabilitäten".

Ich akzeptiere die unentgeltliche Teilnahme und die Angaben meiner Daten.

____________________ ____________________

Datum, Unterschrift Proband/in Unterschrift Autor

FSC
www.fsc.org
MIX
Papier | Fördert gute Waldnutzung
FSC® C083411

Kolibri 360 GmbH
Ferdinand-Jühlke-Straße 7
99095 Erfurt, Deutschland
produktsicherheit@kolibri360.de

Druck:
CPI Druckdienstleistungen GmbH
im Auftrag der
Kolibri 360 GmbH
Ferdinand-Jühlke-Str. 7
99095 Erfurt